Bibliografische Information der Deutschen Nationalbibliothek:

Die Deutsche Bibliothek verzeichnet diese Publikation in der Deutschen Nationalbibliografie; detaillierte bibliografische Daten sind im Internet über http://dnb.d-nb.de/ abrufbar.

Impressum:

Druck und Bindung: Books on Demand GmbH, Norderstedt Germany
ISBN: 9783640563333

Dieses Buch bei GRIN:

http://www.grin.com/de/e-book/145423/emotionen-erklaerungen-definitionen-theorien

Mandy Rudolphi

Emotionen - Erklärungen, Definitionen, Theorien

GRIN Verlag

Inhaltsverzeichnis

Abbildungsverzeichnis 3

Tabellenverzeichnis 4

1 Einleitung 5

2 Geschichte der Emotionspsychologie 7

2.1 Historische Entwicklung der Emotionspsychologie 7

2.2 Gegenwärtige Emotionspsychologie 10

3 Emotionen 11

3.1 Was sind Emotionen? 11

3.2 Wie zeichnen sich Emotionen ab? 13

3.3 Merkmale von Emotionen 13

3.4 Wie entstehen Emotionen? 17

3.5 Möglichkeiten der Messung 20

4 Emotionsdefinitionen 23

5 Emotionstheorien 26

5.1 Klassifikation von Emotionstheorien 26

5.2 Emotionstheorie von William McDougall 27

5.3 Emotionstheorie von Robert Plutchik 33

6 Schlusswort 37

Literaturverzeichnis 38

Internetverzeichnis 42

Abkürzungen 45

Abbildungsverzeichnis

Abbildung 1: Vereinfachte Reaktionskette nach Robert Plutchik, *S. 17*
Quelle: Plutchik, R. 1993, zit. nach Meyer, W.U. et al. 1997, S. 148

Abbildung 2: Beurteilungsverfahren nach Hamm & Vaitl (1993) Dimension Valenz, *S. 21*
Quelle: Hamm und Vaitl 1993, zit. nach Schmidt-Atzert, L. 1996, S. 97

Abbildung 3: Primäre Emotionen und primäre Dyaden, *S. 35*
Quelle: Plutchik, R. 1980, zit. nach Meyer, W.U. et al. 1997, S. 152

Tabellenverzeichnis

Tabelle 1: Emotionsauslösende Ereignisse, *S. 18*
Quelle: Schmidt-Atzert, L. 1996, S. 33

Tabelle 2: Einteilung von Emotionsdefinitionen, *S. 23*
Quelle: Kleinginna und Kleinginna 1981, zit. nach Schmidt-Atzert, L. 1996, S. 19

Tabelle 3: 3 Komponenten des Instinktmechanismus, *S. 28*
Quelle: Meyer, W.U. et al. 1997, S. 101ff.

Tabelle 4: Die primären Emotionen und ihre angeborenen Auslöser, *S. 30f.*
Quelle: McDougall, W. 1908/1960, zit. nach Meyer, W.U. et al. 1997, S 113

1 Einleitung

Grundsätzlich ist es schwierig die eigene Emotion beim Namen zu nennen. In unserem Alltag tauchen Fragen auf wie: „Hallo na wie geht´s?“. Das ist eine Frage die jeder von uns kennt und meistens antwortet man mit „gut“, „schlecht“, „geht so“, „na ja“ oder „muss ja“. Es stellt unweigerlich sich die Frage ob dies ernsthafte Antworten sind und man erkennt wie schwierig eigentlich deren Beschreibung ist. Das Wort Emotion taucht überall in unserem täglichen Leben auf und in den verschiedensten Zusammenhängen und Assoziationen. Als Beispiel ist Günther Jauch´s Jahresrückblick 2007 „Bilder-Menschen-Emotionen“. Aber auch Zeitschriften titulieren sich mit dem Terminus Emotion, um ein anderes Beispiel zu nennen.

Aufgrund einer Vielzahl von Aspekten und der folgenden genannten 3 Gründe setzt sich die wissenschaftliche Psychologie mit EMOTIONEN auseinander.

Emotionen sind zentrale Phänomene des Lebens, aus drei Gründen:

1. Emotionen sind häufige, alltägliche Phänomene, es vergeht kein Tag an welchem wir keine Emotionen empfinden.
2. Emotionen sind mit Ereignissen verbunden, welche wir als persönlich bedeutsam empfinden. Die persönliche Bedeutsamkeit scheint die Intensität der Emotionen zu beeinflussen. (z.B. Trauer über den Tod einer sehr geliebten Person – Trauer über den Tod einer für unser Leben geringer bedeutenden Person).
3. Emotionen scheinen mit unserem Handeln, bzw. dem Impuls zu handeln in enger Beziehung zu stehen. (z.B. Mitleid – hilfreiches Verhalten).

(vgl. Trimmel, M. 2002 Url: http://homepage.univie.ac.at)

Emotionen sind für unser Leben und für unsere Gesundheit von eminenter Bedeutung.
Emotionen werden oftmals als zentrale Phänomene unseres Lebens bezeichnet oder auch Elixiere des Lebens. Jeder Mensch zeigt Emotionen und das Leben wird entscheidend von Emotionen im Denken und Handeln beeinflusst. Es gibt wesentliche Emotionen die bei allen Menschen auf der ganzen Welt wahrgenommen werden. Emotionen sind ein wesentlicher Bestandteil menschlicher Kommunikation und Interaktion. Wenn Menschen kommunizieren,

tauschen sie nicht nur Gedanken aus, sondern auch Gefühle. Ob wir es wollen oder nicht, wir werden von den Gefühlen und Stimmungen Anderer »angesteckt«.
Wir nehmen aktiven Anteil an den Gefühlen Anderer, indem wir versuchen, ihre Sicht auf die emotionsauslösende Situation zu verstehen und bei der Bewältigung der Situation zu helfen. Für uns ist es interessant wie man Emotionen messen kann und wie deren Ergebnisse zu interpretieren sind.

Grundlage dieser Arbeit bilden die Geschichte der Emotionspsychologie, der Versuch der Beschreibung was Emotionen sind, ebenso wie Emotionsdefinitionen und zwei ausge-wählte Theorien zur Entstehung und Wirkung von Emotionen. Abschließend werden meine Ausführungen in einen Schlusswort resümiert.

2 Geschichte der Emotionspsychologie

In diesem Teil der Arbeit erfolgt ein kurzer historischer Abriss der Geschichte der Emotionspsychologie.

2.1 Historische Entwicklung der Emotionspsychologie

In der Geschichte der Emotionspsychologie spielen drei Komponenten: Ausdruck, Erleben und körperliche Veränderungen (wie auch in vielen anderen Emotionsdefinitionen), eine Rolle. Die Philosophie hat sich schon lange (seit mehr als 2000 Jahre) mit Emotionen auseinandergesetzt bzw. befasst.[1]

Ausdruck:

Der Arzt Theodor Piderit hat eine frühe wissenschaftliche Arbeit zur Mimik geschrieben mit dem Titel „Wissenschaftliches System der Mimik und Physiognomik". Piderit vertrat die Auffassung, dass sich Emotionen in der Mimik zeigen. Er nahm auch an, dass der mimische Emotionsausdruck kulturübergreifend ist oder universell ist. Er bemühte sich um eine genaue Beschreibung der mimischen Erscheinungen und deren muskulären Grund-lagen.[2] In seinen Ausführungen zur Mimik nahm Theodor Piderit daher oft auf die Anatomie der Gesichtsmuskeln Bezug. Zum Beispiel zeigt sich (nach Piderit) Verachtung zufolge teils in den Augen und teils im Mund.[3]

„Die Augenbrauen sind in die Höhe gezogen, auf der Stirn bilden sich horizontale Falten. Die Augendeckel senken sich. Die Unterlippe wird durch die beiden Kinnhebelmuskeln aufwärts gezogen. Zusätzlich bewirken die dreieckigen Kinnmuskeln, dass die Unterlippe vorgestoßen wird."[4]

Mehr Einfluss auf die heutige Emotionsforschung hatte Charles Darwins Werk (1872) „Der Ausdruck der Gemütsbewegungen bei dem Menschen und den Tieren".

---

[1] Vgl. Schmidt-Atzert, L. 1996, S. 13
[2] Vgl. Schmidt-Atzert, L. 1996, S. 13
[3] Vgl. Schmidt-Atzert, L. 1996, S. 13f.
[4] Piderit, Th. 1886, zit. nach Schmidt-Atzert, L. 1996, S. 14

Charles Darwin beschrieb den Ausdruck zahlreicher Emotionen, aber auch den anderer „Seelenzustände“ wie Nachdenken oder Bescheidenheit. Seine Ausführungen wurden durch zahlreiche Fotos und Zeichnungen illustriert.[5]

Nach Darwin zeigen sich Emotionen nicht nur in der Mimik, sondern auch in typischen Verhaltensweisen (z.B. Herumwälzen und Schreien bei Wut) und bei körperlichen Veränderungen (z.B. schnellere Atmung). Er suchte nach allgemeinen Gesetzmäßigkeiten zur Erklärung der Herkunft und Funktion des Ausdrucks. Dazu befasst er sich ausführlich mit dem Ausdruck bei Tieren.[6]

Erleben:

„Wilhelm Wundt (1903) hat sich den „Affecten“ mit Verweisen auf Aristoteles, Kant und andere Philosophen genähert. Als einflussreich erwies sich seine hauptsächlich auf Selbstbeobachtung fußende Unterscheidung von drei Hauptdimensionen der Gefühle: Lust - Unlust, Erregung - Beruhigung und Spannung - Lösung.“[7]

Der Grundgedanke von Wilhelm Wundt war, dass man das emotionale Erleben mit diesen drei Dimensionen beschreiben kann und nahm anhand dieser Dimensionen eine Einteilung der Emotionen vor. So ist Freude nach Wundt durch Lustgefühle gekennzeichnet oder Traurigkeit durch Unlustgefühle. Bei Vergnügen und verschiedenen Formen des Missvergnügens (z.B. Ärger, Zorn, Wut) kommen deutliche Erregungsgefühle zur Lust bzw. Unlust hinzu. Spannungsgefühle spielen etwa bei freudiger Überraschung (Lösung der Spannung) oder Angst eine Rolle. Wundt kam durch Selbstbeobachtung zu der Erkenntnis, dass bei einem bestimmten Gefühl jede Komponente über die Zeit einen eigenen Verlauf haben kann.[8]

---

[5] Vgl. Darwin, Ch. 1884, zit. nach Schmidt-Atzert, L. 1996, S. 15

[6] Vgl. Schmidt-Atzert, L. 1996, S. 15f.

[7] Wundt, W. 1903, zit. nach Schmidt-Atzert, L. 1996, S. 16

[8] Vgl. Schmidt-Atzert, L. 1996, S. 16

Körperliche Veränderungen:

„Schon früh hatte man bemerkt, dass bei starken Emotionen auch körperliche Veränderungen wie eine Erhöhung der Pulsfrequenz auftreten können. [...] Mit der Verfügbarkeit von Registriergeräten bemühte man sich die objektive Messung der körperlichen Begleiterscheinungen von Emotionen."[9]

Wilhelm Wundt zum Beispiel führte Experimente mit Kaninchen durch, in denen er die Wirkung von Schmerz- und Angstreizen auf die Pulsfrequenz untersuchte. Die Messgeräte waren damals (zu Beginn des 20. Jahrhunderts) natürlich viel einfacher als heute und waren damals (heute Standard) noch nicht verfügbar.[10]

Die Philosophie spielt in der Psychologie (insbesondere in der Emotionspsychologie) eine wichtige Rolle, wie man anhand dieser Entwicklungslinie philosophischer Theorien erkennen kann:

- Platon, griechischer Philosoph. (428-347 vor Christi Geburt)
- Aristoteles, griechischer Philosoph. (384-322 vor Christi Geburt)
- Stoiker, Stoizismus, auch Stoa, antike Schule der Philosophie, die den Gegenpol zum Epikureismus bilden. (360-340 vor Christi Geburt)
- Thomas von Aquin, scholastischer Philosoph und Theologe. (1224-1274)
- Rene Descartes, französischer Philosoph, Naturwissenschaftler und Mathematiker. Er gilt als Begründer der neuzeitlichen Philosophie. (1596-1650)
- John Locke, englischer Philosoph. Begründer der Schule des Empirismus. (1632-1704)
- Baruch Spinoza, niederländischer Philosoph, einer der bedeutendsten Vertreter des Panteismus. (1632-1677)
- David Hume, schottischer Philosoph, Ökonom und Historiker. (1711-1776)
- William James, amerikanischer Philosoph und Psychologe, Mitbegründer und Hauptvertreter des Pragmatismus. (1842-1910)
- Arnold (1934-1987)

(vgl. Kirsch, A. Url: http://www.uni-saarland.de)

[9] Schmidt-Atzert, L. 1996, S. 17

[10] Vgl. Schmidt-Atzert, L. 1996, S. 17

2.2 Gegenwärtige Emotionspsychologie

In der gegenwärtigen Emotionspsychologie können keine "gültigen Theorien der Emotionen" oder "Emotionsgesetze" manifestiert werden, und obwohl zweifelsohne ein Erkenntnisfortschritt stattgefunden hat, sind die empirischen Befundlagen zu zahlreichen Fragen widersprüchlich. Derzeit bestehen mehrere, verschiedene Emotionstheorien nebeneinander, welche sich teilweise ergänzen, meistens jedoch in Konflikt miteinander stehen oder gar keinen Zusammenhang aufweisen.[11]

Für diese gegenwärtige Situation gibt es zahlreiche Gründe:

- Das relativ junge Alter der Disziplin Psychologie.
- Die Komplexität des Gegenstands Emotion.
- Die methodischen und ethischen Probleme, die sich bei der Untersuchung von Emotionen ergeben.
- Die zeitweilige Vernachlässigung des Themas Emotion sowie die Zersplitterung des Fachs Psychologie in zahlreiche Subdisziplinen.

(vgl. Trimmel, M. 2002 Url: http://homepage.univie.ac.at)

Verschiedene Ansätze und Methoden, welche die Forschungsschwerpunkte der Emotionspsychologie darstellen:

- Untersuchung der genetischen Grundlagen von Emotionen unter der Annahme, dass Emotionen genetisch vererbt werden können.
- Untersuchung der Auswirkung von Erfahrung auf das Erleben von Emotionen.
- Untersuchung der bei Emotionen auftretenden physiologischen Veränderungen mittels Messverfahren oder Experimenten.
- Erforschung von Emotionen aufgrund biographischer Analyse.
- Erforschung von Emotionen aufgrund Interpretation von Berichten über emo-tionales Erleben.
- Introspektive Analyse des eigenen Erlebens (z.B. Wilhelm Wundt).

(vgl. Trimmel, M. 2002 Url: http://homepage.univie.ac.at)

[11] Trimmel, M. 2002 Url: http://www.homepage.univie.ac.at

3 Emotionen

In diesem Abschnitt werden Fragen geklärt was Emotionen sind, wie sich Emotionen abzeichnen, wie sie entstehen, ebenso was Merkmale von Emotionen sind und welche Möglichkeiten der Messung bestehen.

3.1 Was sind Emotionen?

Das Wort Emotion leitet sich von dem lateinischen Wort motus ab und bedeutet soviel wie Bewegung, Gemütsbewegung, Leidenschaft, geistige Tätigkeit, Gedanke und auch Regsamkeit.

Unter dem Terminus Emotion kann sich jeder Mensch etwas vorstellen. Die meisten Menschen haben eine detaillierte Vorstellung was es bedeutet Emotionen zu erleben. Emotion ist ein Begriff der häufig im allgemeinen Sprachgebrauch als Synonym für den Terminus Gefühl verwendet wird. Im eigentlichen Sinne sind Gefühlsregungen gemeint, die sich in unterschiedlicher Intensität für die Außenwelt sichtbar oder unsichtbar voll-ziehen können. Emotionen sind somit ein Teil des komplexen menschlichen Gefühls-lebens, das sich aus kognitiven und affektiven Elementen zusammensetzt.[12]

In der Psychologie bezeichnet Emotion eine Reaktion, die von bestimmten physio-logischen Veränderungen begleitet wird, wie z.B. eine beschleunigte oder verlangsamte Pulsfrequenz, eine erhöhte oder verminderte Aktivität bestimmter Drüsen oder eine Ver-änderung der Körpertemperatur. Diese Reaktionen regen das Individuum oder einen Teil seines Körpers zu weiteren Aktivitäten an. Die drei wichtigsten Reaktionen dieser Art sind Wut, Liebe und Trauer, die entweder als unmittelbare Reaktion auf Außenreize oder als Ergebnis eines indirekten subjektiven Prozesses wie dem Gedächtnis, einer Assoziation oder Selbstbeobachtung auftreten.[13]

---

[12] Vgl. Microsoft Encarta Enzyklopädie Professional 2005: Emotion
[13] Vgl. Microsoft Encarta Enzyklopädie Professional 2005: Emotion

Der amerikanische Psychologe John Watson[14] bewies in einer Reihe von Experimenten mit Kleinkindern, dass sie bereits zu diesen drei grundlegenden Emotionen fähig sind; er zeigte auch, dass emotionale Reaktionen konditioniert werden können. Die äußeren Reize verlier-en als direkte Verursacher emotionaler Reaktionen mit zunehmendem Alter des Indivi-duums an Bedeutung. Die Reize, die diese Emotionen dennoch auslösen können, gewinnen an Komplexität. So kann dieselbe Situation, die bei einem Kleinkind eine wütende Reak-tion hervorruft, bei einem Erwachsenen Angst verursachen. Wenn allerdings der Emotions-grad der Reaktion steigt, nimmt auch die Ähnlichkeit zwischen den verschiedenen Reaktio-nen zu. Extreme Wut, Angst oder extremer Groll haben dann mehr gemeinsam als diesel-ben Reaktionen in weniger übersteigerten Stadien.[15]

Momentane physiologische Veränderungen oder Verzerrungen begleiten alle emotionellen Reaktionen, wie z.B. die beschleunigte Herztätigkeit während eines Wutanfalls. Angst kann sich ihrerseits in starken physischen Reaktionen wie Zittern oder vorübergehendem Stimmverlust äußern. Sie kann im Gegensatz dazu auch in einen Versuch münden, sie zu verbergen, z. B. hinter einer Fassade der Ungerührtheit oder gespielter Tapferkeit.[16]

Emotionen sind zu einem Großteil instinktgesteuert und damit rational schwer beherrsch-bar. Emotionale Störungen sind ein zentrales Feld psychologischer Forschung und Dia-gnostik. Neben übersteigerten Emotionen wie dem Affekt, Phobien und triebhaftem Verhalten sind vor allem Defizit-Erscheinungen bis hin zum emotionalen Analpha-betismus (der auch als Folge körperlicher Symptome wie z.B. Magengeschwüre oder Senilität vorkommen kann) weit verbreitet.[17]

[14] John Broadus Watson (1878-1958)
[15] Vgl. Microsoft Encarta Enzyklopädie Professional 2005: Emotion
[16] Vgl. Microsoft Encarta Enzyklopädie Professional 2005: Emotion
[17] Vgl. Microsoft Encarta Enzyklopädie Professional 2005: Emotion

3.2 Wie zeichnen sich Emotionen ab?

Emotionen zeichnen sich bei jeden Menschen anders ab, jedoch gibt es ganz bestimmte Kriterien durch die sich Emotionen ausdrücken: Mimik, Gestik, Ausdruck, Verhalten, Sprache und Stimme.

- **Gestik:** Gestik, Mimik und Körpersprache sind mit am aussagekräftigsten. (Beispiel: Traurige Menschen haben oft eine geknickte Körperhaltung.)
- **Mimik:** (von griechisch mimos = Schauspieler), zusammenfassender Begriff für das Mienenspiel als Ausdruck für Gefühle, Stimmungen oder Wünsche. Gehört zu den Ausdrucksformen nonverbaler Kommunikation.
- **Ausdruck:** Der Gesichtsausdruck eines Menschen zum Beispiel sagt sehr viel über seine momentane Gemütslage aus. (Beispiel: lachen → Freude, weinen → Traurigkeit)
- **Verhalten:** Das menschliche Verhalten ist von Emotionen geprägt. (Beispiel: Ignoriert man jemanden, so ist das ein Zeichen für starke Ablehnung.)
- **Sprache:** Die Wortwahl und außerdem der Rhythmus in Sätzen lassen sehr oft auf die Laune und Stimmung eines Menschen schließen. (Beispiel: Kurze Sätze werden oft verwendet, wenn man sauer ist.)
- **Stimme:** Die Betonung der Stimme lässt maßgeblich auf die Gefühlslage eines Menschen schließen. (Beispiel: Eine laute Stimme ist charakteristisch für Ärger.)

(vgl. Trabert, J., Medved, M. Url: http://www.plm.eecs.uni-kassel.de)

3.3 Merkmale von Emotionen

Nach Meyer, Schützwohl und Reisenzein (1997) gibt es 4 Merkmale von Emotionen[18]:

1. Merkmal: Emotionen sind aktuelle psychische Zustände von Personen.
2. Merkmal: Emotionen haben eine bestimmte Qualität, Intensität und Dauer.
3. Merkmal: Emotionen sind in der Regel objektgerichtet.
4. Merkmal: Erlebnisaspekt, physiologischer Aspekt und Verhaltensaspekt von Emotionen.

---

[18] Vgl. Meyer, W.U., Schützwohl, A., Reisenzein, R. 1997, Url: http://student.unifr.ch

1. Merkmal: Emotionen sind aktuelle psychische Zustände von Personen.

Die Definition von Emotionen als aktuelle psychische Zustände von Personen soll der Abgrenzung zu *emotionalen Dispositionen* dienen. Emotionale Episoden sind meist von relativ kurzer Dauer. Eine erhöhte Bereitschaft oder Neigung zum Auftreten von aktuellen emotionalen Zuständen nennt man gewöhnlich *emotionale Disposition* oder *dispositionale Emotion.*

Emotionale Dispositionen umfassen:

- hoch objekt- oder situationsspezifische und vergleichsweise kurz andauernde Bereitschaften zum Auftreten von aktuellen emotionalen Zuständen (z. B. Disposition zu Ärger),
- reichen aber auch zu sehr unspezifischen (so genannten generellen oder globalen) Dispositionen,
- sowie von relativ kurz andauernden Dispositionen zu,
- sehr lange bestehenden oder zeitlich stabilen Dispositionen.

(vgl. Meyer, W.U. et al. 2001 Url: http://www.psyworx.de)

Ein Beispiel für eine objektspezifische und gleichzeitig zeitlich oft sehr stabile emotionale Disposition ist die *Liebe,* oder *Tierphobien*, wobei Liebe in der Regel objektspezifischer ist. Ein Beispiel für globale emotionale Dispositionen, die in der Regel auch relativ stabil sind, sind die Neigung einer Person, in zahlreichen unterschiedlichen Situationen Angst zu haben („Ängstlichkeit“) oder „Reizbarkeit“ (Anfälligkeit, schnell mit Ärger zu reagieren).
Es werden oft *emotionale (Persönlichkeits-) Eigenschaften* (= emotional traits) genannt.[19]

2. Merkmal: Emotionen haben eine bestimmte Qualität, Intensität und Dauer.

Diese Merkmale dienen dazu, konkrete Emotionsvorkommnisse zu gruppieren, d.h. zu Typen oder Klassen zusammen zu fassen.

Qualität: „Ärger“, „Angst“ und „Freude“ sind Namen für Qualitätstypen von Emotionen.
Intensität: Man unterscheidet schwache und starke Emotionen und in der Regel wird die Charakterisierung nach der Intensität vorgenommen, um Emotionen näher zu beschreiben, die bereits nach ihrer Qualität gekennzeichnet sind (z. B. schwacher, mittlerer, extremer Ärger).

[19] Vgl. Meyer, W.U. et al. 2001 Url: http://www.psyworx.de

Zeitliche Dauer: Beispielsweise mehr oder weniger kurz, bzw. lang andauernder Ärger. Es erfolgt somit auch eine Gruppierung nach der zeitlichen Dauer oder nach feineren Aspek-ten des zeitlichen Verlaufs, z. B. langsam oder schnell zum Intensitätsmaximum anstei-gend.
(vgl. Meyer, W.U. et al. 2001 Url: http://www.psyworx.de)

3. Merkmal: Emotionen sind in der Regel objektgerichtet.

Zum Beispiel ist man stolz auf etwas, hat Angst vor etwas, freut sich über etwas, dieses „Etwas" stellt das Objekt der Emotion dar.
Wichtig: Die Objekte brauchen nicht unbedingt real zu existieren (dies stellt ein Merkmal der Objekte dar), z. B. ärgert sich eine Person über die Verspätung des Zuges, obwohl nur ihre Uhr falsch geht. Wichtig sind hier auch zukünftige Ereignisse, z.B. eine Person fürchtet sich vor dem Versagen bei einer Prüfung, die erst eine Woche später stattfindet, wobei dieses Ereignis nur möglich ist, aber vielleicht nie eintritt.
(vgl. Meyer, W.U. et al. 2001 Url: http://www.psyworx.de)
Die Meinung oder Überzeugung der Person, dass die Ereignisse und Sachverhalte existieren, stattgefunden haben oder zumindest möglich sind, ist entscheidend, nicht die reale Existenz [illegible] Ursachen oder Bedeutsamkeit für die eigenen Ziele; nicht die objektiv-en Ursachen von Ereignissen sind entscheidend, sondern mehr die diesbezüglichen Über-zeugungen der Person. Häufig sind die Objekte aber natürlich existent, z. B. Freude über den Sieg der eigenen Fußballmannschaft.
(vgl. Meyer, W.U. et al. 2001 Url: http://www.psyworx.de)

4. Merkmal: Erlebnisaspekt, physiologischer Aspekt und Verhaltensaspekt von Emotio-nen.

Personen, die sich in einem der genannten Zustände befinden:

haben normalerweise ein charakteristisches Erleben (Erlebnisaspekt von Emotionen)

- oft „subjektive Komponente" oder „Gefühl" (im Alltag) bezeichnet
- emotionales Erleben sei „heiß", nichtemotionales Erleben „kalt" (metaphorische Bezeichnung)
- Emotionen unterscheiden sich scheinbar auf charakteristische Weise vom Erleben anderer bewusster Zustände

- mit Aspekten der Qualität (messen z.B. mit Beschriftung der Skala) und Intensität (messen z.B. mit Abstufung der Skala)

(vgl. Meyer, W.U. et al. 2001 Url: http://www.psyworx.de)

häufig treten auch bestimmte physiologische Veränderungen (physiologischer Aspekt von Emotionen)

- wird meist mit peripher-physiologischen Veränderungen gleichgesetzt, z.B. Erröten, Schwitzen der Hände, Anstieg oder Abnahme der Herzrate, Veränderung-en der Atmung
- als peripher-physiologische Veränderung oder Reaktionen bezeichnet man diese körperlichen Veränderungen deshalb, weil sie an der Peripherie des Nervensystems stattfinden
- auch autonome Veränderungen genannt, weil sie insbesondere durch den autonom-en oder unwillkürlichen Teil des Nervensystems gesteuert werden
- viszerale Veränderungen, da sie insbesondere Aktivitäten der Viszera (Eingewei-de), d.h. der inneren Organe (z.B. Herz oder Lunge) und der Drüsen umfassen

(vgl. Meyer, W.U. et al. 2001 Url: http://www.psyworx.de)

zeigen bestimmte Verhaltensweisen (Verhaltensaspekt von Emotionen) auf und umfasst zwei Teilaspekte

a) expressive oder Ausdrucksaspekt: umfasst verschiedene Arten von meist unwillkür-lichen Ausdrucksverhalten

- Gesichtsausdruck (mimischer Ausdruck)
- Gestik und Körperhaltung
- Körperorientierung (z.B. Ausrichtung des Körpers auf Interaktionspartner)
- Unwillkürliche Körperbewegungen (z.B. plötzliches Zusammenzucken)
- Merkmale der Sprechstimme

b) instrumentellen oder Handlungsaspekt (auch Verhaltensaspekt): umfasst instrumentelle (zielgerichtete) Handlungen, z.B. Angriffsverhalten bei Wut

(vgl. Meyer, W.U. et al. 2001 Url: http://www.psyworx.de)

3.4 Wie entstehen Emotionen?

Diese Abbildung *(siehe Abb. 1)* stützt sich auf die Emotionstheorie von Robert Plutchik. Diese besagt, dass Emotionen eine Art Reaktionskette mit Rückmeldeschleifen sind, die von einem bestimmten Reiz ausgelöst werden. Wobei der Reiz nicht Bestandteil der Emotion ist, sondern nur ihr Auslöser. Zuerst wird der Reiz bewertet (gut oder schlecht, nützlich oder schädlich), was die Gefühle auslöst, die von der kognitiven Einschätzung und den physiologischen Reaktionen determiniert werden. Der sich daraus ergebende Hand-lungsimpuls führt zu einer Handlung, die schließlich Auswirkungen auf die Situation hat.

Abbildung 1:

Vereinfachte Reaktionskette nach Robert Plutchik

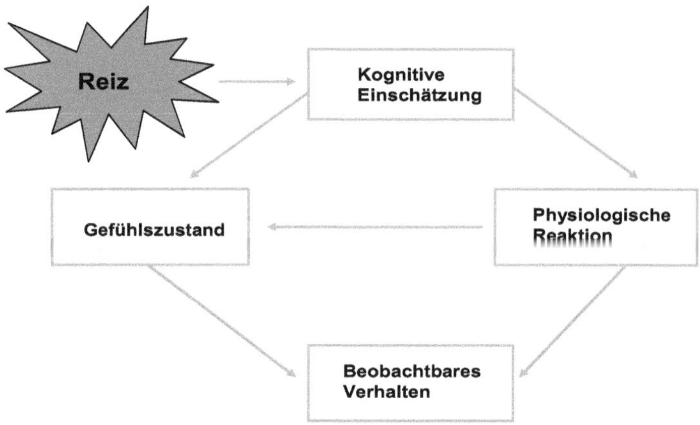

Quelle: Plutchik, R. 1993, zit. nach Meyer, W.U. et al. 1997, S. 148

Emotionen sind zeitlich begrenzt, haben also einen Beginn und ein Ende. Vorher und nachher befindet sich die Person in einem neutralen oder in einem anderen emotionalen Zustand. In der lerntheoretischen Terminologie können die Auslöser als Reize und die Emotionen als Reaktionen beschrieben werden. Ob eine Reaktion stattfindet und wenn ja, welche, hängt auch vom Organismus ab. Jeder weiß aus eigener Beobachtung, dass Menschen auf ein und dasselbe Ereignis emotional sehr unterschiedlich reagieren können.[20] Wodurch werden Emotionen wie Freude, Angst oder Ärger ausgelöst? Nach Schmidt-Atzert (1996) sind

[20] Vgl. Schmidt.Atzert, L. 1996, S. 31

Auslöser von Emotionen: Ereignisse im alltäglichen Leben, Große Ereignisse, Lebens- und Umweltbedingungen, Induktionsmethoden in Laborexperi-menten. Bei der Erforschung der auslösenden Bedingungen von Emotionen werden unter-schiedliche Methoden eingesetzt.[21]

Ereignisse im Alltagsleben

Fast jeder kennt aus eigener Erfahrung Ereignisse, die mit starken Emotionen einher-gingen. Die Ereignisse können weit zurückliegen und selten sein oder auch immer wieder auftreten. Mit der Erfassung haben sich einige Untersuchungen beschäftigt. Bei vielen Anlässen für Emotionen fällt auf, dass viele nur im Kontakt mit anderen Menschen möglich sind. Die Interaktion mit anderen Menschen ist demnach als eine wichtige Quelle emotionalen Erlebens anzusehen.[22]

Tabelle 1:

Emotionsauslösende Ereignisse[23]

Emotion	Häufig genannte Ereignisse oder Situation
Angst	a) Verkehrssituationen, Gewaltverbrechen, Risiken eingehen b) Gefahr vor Schaden oder Tod, neue Situationen, Gefahr sozialer Zurückweisung c) Verkehrssituationen, Interaktion mit Freunden, neue Ereignisse
Traurigkeit	a) Probleme mit Beziehungen, Misserfolg, Tod eines nahe stehenden Lebewesens b) Tod einer geliebten Person, Abbruch einer Beziehung, unerwünschtes Ergebnis c) Probleme mit Freunden oder Verwandten, vorübergehende Trennung, Misserfolg
Ärger	a) Persönliche Beziehungen, Beschädigung von Eigentum, zwischen-menschliche Probleme b) Ungerechtigkeit, realer oder angedrohter Schmerz, Verletzung von Erwartungen c) Rücksichtsloses Verhalten, das soziale Normen versetzt, ungerecht behandelt werden
Freude	a)Beziehungen zu Freunden, Erfolgserlebnisse, Bedürfnisbefriedigung b) Bekommen was man wollte, Erfolg, Achtung, Respekt, Lob erhalten c) Beziehungen zu Freunden und Verwandten, Begegnungen/Treffen, Erfolg

Quelle: Schmidt-Atzert, L. 1996, S. 33

Große Ereignisse

[21] Vgl. Schmidt-Atzert, L. 1996, S. 31

[22] Vgl. Schmidt-Atzert, L. 1996, S. 32

[23] Auflistung der in drei Untersuchungen am häufigsten genannten Ereignisse und Situationen: a) Scherer et al. (1983; N=636 Studenten aus 7 Ländern), b) Shaver et al. (1987; N=120 amerikanische Studenten), c) Wallbott und Scherer (1986; N=779 Studenten aus 9 Ländern).

Bestimmte Ereignisse können wegen ihrer Seltenheit und ihrer starken Auswirkungen auf die Betroffenen nicht zu den alltäglichen Ereignissen gezählt werden. Dazu gehören Katastrophen und Kriege, Gewaltverbrechen, Verlust von Angehörigen durch Krankheit oder Unfall. Die Forschung zu den so genannten Lebensereignissen kennt auch erwünschte Ereignisse wie die Geburt eines Kindes, Heirat oder berufliche Beförderung.[24]

Lebens- und Umweltbedingungen

- Zufriedenheit mit verschiedenen Lebensbereichen: Beispielsweise könnte sich die Beziehung zu einem Lebenspartner langfristig auf das Befinden auswirken. Denkbar: eine gute Beziehung viele kleine positive Ereignisse mit sich bringt.
- Klimatische Bedingungen: als Beispiel ist das Wetter zu nennen, dass als Auslöser von Befindensänderungen führen kann.

(vgl. Schmidt-Atzert, L. 1996, S. 42ff.)

Induktionsmethoden in Laborexperimenten

- Einsatz von Bildern und Dias
- Filme
- Texte und Hörspiele
- Musik
- Imagination von Situationen
- Hypnose
- Velten - Technik
- Ereignisse im Labor
- Lärm
- Verabreichung von chemischen Substanzen

(vgl. Schmidt-Atzert, L. 1996, S. 44ff.)

Wie Emotionen entstehen ist folglich eine faszinierende Frage. Die Erklärungsversuche lassen sich grob in zwei Gruppen einteilen. Einmal wird versucht, Emotionen auf andere Variablen zurückzuführen. Nahe liegend ist es, sich mit den Ereignissen oder anderen externen Bedingungen zu befassen. (theoretisch aber unbefriedigend). Einige Autoren nehmen an, dass auf die Wahrnehmung emotionsauslösender Reize kognitive Prozesse folgen. Diese seien

[24] Schmidt-Atzert, L. 1996, S. 39

dafür verantwortlich, mit welchen Emotionen das Individuum rea-giert.[25] Folgt man der Dreiteilung der Psyche von Platon in die Bereiche Denken, Wollen und Fühlen (neuer ausgedrückt: Kognition, Motivation und Emotion) so ist eine starke Vernachlässigung motivationaler Prozesse festzustellen. In 1960er Jahren kam mit der kognitiven Wende der Psychologie auch ein verstärktes Interesse für die Beziehung zwischen Kognitionen und Emotionen. Einflussreich war die Emotionstheorie von Schachter und Singer (1962). Kerngedanke: dass es ohne Kognitionen keine Emotionen geben kann und das die qualitative Vielfalt der Emotionen von Kognitionen über die Umwelt gesteuert wird. Zu den einflussreichen kognitiven Ansätzen gehört auch die Bewertungshypothese, der zufolge die subjektive Bewertung eines Ereignisses für die emotionale Reaktion des Individuums ausschlaggebend ist. Umgekehrt ist auch ein starkes Interesse festzustellen, Emotionen zu Erklärung von kognitiven Prozessen, vor allem von Gedächtnisleistungen und Urteilsprozessen, heranzuziehen.[26]

Biologische Ansätze haben eine lange Tradition. Viele Ausdrucksforscher berufen sich gerne auf Darwin. Die Registrierung peripherphysiologischer Variablen wie Hautleitfähig-keit und Herzfrequenz hat zumindest für bestimmte Forschergruppen einen festen Platz in der Emotionsforschung. In neuerer Zeit liegen die Neurowissenschaften in einem Aufwärtstrend und so werden die neuroanatomischen, -chemischen und –physisologischen Grundlagen von Emotionen zunehmend stärker beachtet.[27]

3.5 Möglichkeiten der Messung

Emotionen können mit Quantitativen, Qualitativen und Psychophysiologischen Methoden gemessen werden. Mit quantitativen Methoden können die Grunddimensionen der Befindlichkeit gemessen werden.

Eine Methode ist das **Rating** = Beurteilungsskala (Selbst- und Fremdbeurteilung). Die Vorteile bestehen in der leichten Handhabbarkeit und der schnellen Erhebung. Die Beurteilung eines Gegenstands erfolgt hinsichtlich eines bestimmten Merkmals. Eine bestimmte Zahl von Kategorien ist gleichmäßig über ein Merkmalskontinuum verteilt.

---

[25] Schmidt-Atzert, L. 1996, S. 27
[26] Schmidt-Atzert, L. 1996, S. 28
[27] Schmidt-Atzert, L. 1996, S. 28

Likertskala (Ratingskalen mit n Stufen)

angenehm	1	2	3	4	5	unangenehm

Beispiel: „Ich fühle mich gerade…“

angenehm	1	2	3	4	5	unangenehm
ruhig	1	2	3	4	5	erregt

(vgl. Schlaminger, M. 2006 Url: http://www.fechner.uni-graz.at)

Eine weitere Methode ist das **Sprachfreie Verfahren SAM**.

SAM = Self Assessment Manikin, ist die Variation einer stilisierten menschlichen Gestalt. Der Unterschied ist entweder im Gesichtsaudruck (glücklich - traurig), im Grad der Erregung (Arousal) („Magen schlägt Saltos“ – „Magen ist kaum spürbar“) und in der Größe (kleines Männchen – großes Männchen). Bei der Papier-Bleistift-Version können die Versuchspersonen durch Ankreuzen bei jeder Dimension 9 Abstufungen vornehmen und je nachdem welches Männchen sie ankreuzen, ist deren momentane Befindlichkeit.

Abbildung 1.

Beurteilungsverfahren nach Hamm & Vaitl (1993) Dimension Valenz

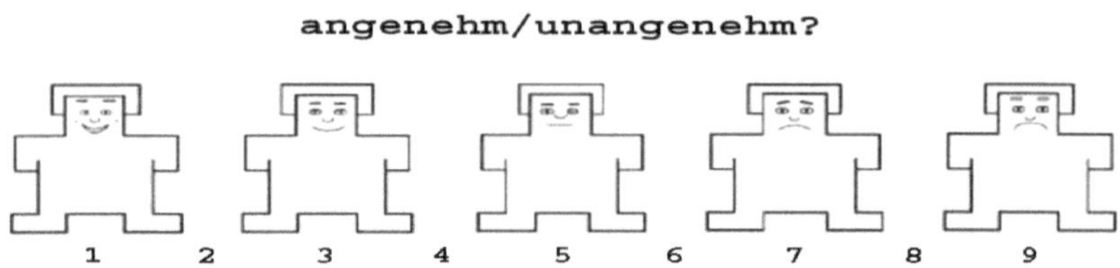

Quelle: Hamm und Vaitl 1993, zit. nach Schmidt-Atzert, L. 1996, S. 97

Die **qualitativen Methoden** können als Ergänzungen zu den quantitativen Verfahren aufgefasst werden und bieten zusätzliche Informationen. Beispielsweise die Inhaltsanalyse von Texten, Tagebüchern und Interviews. Der Vorteil besteht in der Beschreibung der Emotionen ohne Einengung durch vorgegebene Kategoriesysteme. Der Nachteil besteht darin, dass diese Methoden aufwendiger und weniger objektiv sind, als quantitative Methoden. Es gibt auch allgemeine Probleme bei de Erfassung wie Verfälschbarkeit, Zeitspanne zwischen Emotion und Emotionserfassung, Uneinheitliche Begrifflichkeit.[28]

Des Weiteren gibt es die **psychophysiologischen Messmethoden**:

- Elektromyogramm (EMG)
- Elektrodermale Aktivität (EDA)
- Elektrokardiogramm (EKG)
- Elektroenzephalogramm (EEG)
- Elektrookulogramm/Pupillometrie
- Hormonspiegel

(vgl. Schmidt-Atzert, L. 1996, S. 102f., vgl. Schlaminger, M. 2006 Url: http://www.fechner.uni-graz.at)

[28] Vgl. Schlaminger, M. 2006 Url: http://www.fechner.uni-graz.at

4 Emotionsdefinitionen

Bislang ist kein Konsens festzustellen, was man unter einer Emotion zu verstehen hat. Wenger, Jones und Jones (1962) haben eine treffende Bemerkung zur Definitionsproblematik gemacht: „Emotion ist ein seltsames Wort. Fast jeder denkt, er versteht, was es bedeutet, bis er versucht es zu definieren. Dann behauptet praktisch niemand mehr, es zu verstehen." *(Wenger, Jones und Jones 1962, zit. nach Schmidt-Atzert, L. 1996, S. 18)*

Kleinginna und Kleinginna (1981) haben 92 Definitionen gesammelt und versucht diese Definitionen in 10 Kategorien einzuteilen.

Tabelle 2:

Einteilung von Emotionsdefinitionen

Kategorie	**Beispiel für eine Definition**
Affektiv (Gefühl)	…ein Zustand, in dem das Individuum Gefühle erlebt
Physiologisch	…Verhalten, primär durch viszerale Reaktionen beeinflusst
Kognitiv	…schließen Bewertungen ein
Ausdruck	…Emotionen und ihr Ausdruck bilden eine existentielle Einheit
Multiple Aspekte	…komplexes Konzept mit neurophysiologischen, muskulären und phänomenologischen Aspekten
Motivational	…motivationale Zustände
Externe Reize	…werden allgemein durch externe Reize ausgelöst
Abgrenzend	…primär Gefühlszustand, während Motivation…
Adaptiv	…Signal, das den Organismus…vorbereitet
Disruptiv	…führt zur Unterbrechung der üblichen Verhaltensmuster

Quelle: Kleinginna und Kleinginna 1981, zit. nach Schmidt-Atzert, L. 1996, S. 19

Nach Schmidt-Atzert (1996) ist Emotion nicht gleich Gefühl. Nach dem Autor hat das Wort Emotion in unserer Umgangssprache zwei Bedeutungen, was sich auch auf die wissenschaftliche Auseinandersetzung ausgewirkt hat. Die eine Bedeutung bezieht sich auf das Erleben, z.B. wenn jemand sagt, er habe Angst. Dafür sollte besser der Begriff „Gefühl" reserviert werden. Die andere Bedeutung ist globaler und schließt neben dem Gefühl auch den körperlichen Zustand und den so genannten Ausdruck ein.[29]

[29] Vgl. Schmidt-Atzert, L. 1996, S. 18

Im Folgenden möchte ich aufzeigen, was die einzelnen Psychologen zum Terminus Emotion sagen bzw. was deren Verständnis davon ist.

Nach John B. Watson (1919) ist eine Emotion ein intersubjektiv beobachtbares Reaktionsmuster, das durch bestimmte Umweltgegebenheiten verlässlich ausgelöst wird. Er geht davon aus, dass die grundlegenden Reaktionsmuster angeboren sind.

Für William James (1884) ist eine Emotion hingegen ein Erlebniszustand, und zwar ein Erleben körperlicher Reaktionen, die auf die Wahrnehmung eines erregenden Reizes erfolgen. Als Beispiel lässt sich folgendes anführen: Ich sehe einen Bären (= erregender Reiz). Erst wenn ich bemerke, dass ich weglaufe (= körperliche Reaktion), habe ich Angst (= Emotion).

Bei Stanley Schachter und Singer (1962) reicht das Erleben körperlicher Reaktionen nicht aus. Eine Emotion ist bei ihnen ein Erlebniszustand, der aus der Integration von eben diesen Erregungsempfindungen und bestimmten Kognitionen hervorgeht.

Bernard Weiner (1986) behauptet hingegen, dass Emotionen nicht körperlich mit bedingt sein müssen. Eine Emotion ist ein Erlebniszustand, der aus bestimmten Bewertungen resultiert und dem bestimmte Handlungen nachfolgen.

Nach Robert Plutchik (1980) ist eine Emotion als ein Syndrom aus verschiedenen Komponenten zu verstehen. Nicht nur der Erlebenszustand gehört zur Emotion dazu, nicht nur Kognitionen gehören dazu, sondern auch physiologische Reaktionen, Handlungsimpulse und beobachtbares Verhalten. Zudem sind Emotionen grundlegende Formen der evolutionären Anpassung.

Nach Dietrich Dörner (1994) sind Emotionen innere Zustände eines Systems, die dadurch gekennzeichnet sind, dass Reaktions-, Denk-, Wahrnehmungs- und Motivationsauswahlprozesse so eingestellt werden, dass sie in einer bestimmten Weise ablaufen. Emotionen sind bestimmte Modulationen psychischen Geschehens.

(zit. nach Schneider, G.B. 2005 Url: http://www.ais.fraunhofer.de)

Welche Schlussfolgerung kann man daraus ziehen? „DIE" Definitionen von Emotionen gibt es nicht. Eine allgemeingültige, allseits anerkannte Emotionsdefinition gibt es nicht. Eine exakte Definition ist auch nicht möglich da es viele Forschungsansätze gibt. Die Ziel-stellung der Emotionsforschung ist das Finden einer Definition. Folglich ist eine exakte Definition nicht die Voraussetzung, sondern vielmehr ein Resultat der wissenschaftlichen Analyse. Notwendig ist eher eine ungefähre Charakterisierung von Emotion, die eine grobe Abgrenzung erlaubt = Arbeitsdefinition.

5 Emotionstheorien

In dem letzten Teil dieser Arbeit stelle ich zwei Evolutionspsychologische Emotionstheo-rien vor. Vorab erfolgt eine Klassifikation von Emotionstheorien.

5.1 Klassifikation von Emotionstheorien

Die derzeit existierenden Emotionstheorien reichen von ganz globalen Gesichtspunkten, z.B. den grundlegenden Modellvorstellungen vom Menschen, die den jeweiligen Theorien zugrunde liegt, bis hin zu sehr spezifischen Gesichtspunkten, z.B. den speziellen Versuchs-anordnungen und Messverfahren, die zur Überprüfung der jeweiligen Theorien bevorzugt verwendet worden sind. Zur Klassifikation von Emotionstheorien scheinen jedoch vor allem diejenigen Annahmen von Emotionstheorien geeignet, die sich besonders auf zentrale Aspekte von Emotionen beziehen, zu denen sich in fast allen Emotionstheorien Aussagen finden lassen. Dafür kommen insbesondere die Annahmen zur Natur und Entstehung von Emotionen in Frage.[30]

A Klassifikation anhand der Annahme über die Natur von Emotionen:

1. Verhaltenstheorien (Vertreter: John B. Watson, Wilhelm Wundt..)
2. Mentalistische Theorien (Vertreter: Charles Darwin, William James, Stanley Schachter..)
3. Syndromtheorien (Vertreter: Robert Plutchik, Richard Lazarus..)

Des Weiteren lassen sich Emotionstheorien anhand von zentralen Fragestellung klassifi-zieren.

B Klassifikation anhand zentraler Fragestellungen:

1. Evolutionspsychologische Emotionstheorien (Vertreter: Charles Darwin, Robert Plutchik, William McDougall, Richard Lazarus..)
2. Lernpsychologische Emotionstheorien (Vertreter: John B. Watson..)
3. Kognitive Emotionstheorien (Vertreter: William James, Stanley Schachter..)
4. Neuro- und psychophysiologische Emotionstheorien (Vertreter: LeDoux, Stemmler..)

---

[30] Trimmel, M. 2002 Url: http://homepage.univie.ac.at

5.2 Emotionstheorie von William McDougall

William McDougall ist Begründer der evolutionären Psychologie. Nach McDougall ist es Ziel der Evolutionären Psychologie die Entwicklungsgeschichte der Psyche (Mind) zu rekonstruieren und dazu gehört seiner Meinung nach als vordringlichste Aufgabe:
„eine vollständige und zutreffende Beschreibung der fundamentalsten Bausteine unserer Konstitution zu liefern, nämlich der angeborenen Tendenzen zum Denken und Handeln, die die ererbte Grundlage der Psyche ausmachen“ *(McDougall, W. 1908/1960, zit. nach Meyer, W.U. et al. 1997, S. 95)*

McDougall unterteilte die angeborenen Grundlagen der menschlichen Psyche in spezi-fische und unspezifische Dispositionen und Tendenzen:

- Spezifische Tendenzen: Instinkte
- Unspezifische Tendenzen: Nebenprodukt der geistigen Höherentwicklung→ Mitfühlen bei anderen, Erleben abgeleiteter Emotionen

Der Instinkt ist nach McDougall in der Evolution entstandene Mechanismen zur Bewältigung ganz bestimmter Anpassungsprobleme und sind durch spezifische Hand-lungsimpulse und Emotionen gekennzeichnet.

- Angeborene, relativ bereichsspezifische psychische Dispositionen → bereichsspezifisch bzgl. Anpassungsproblem (Nahrungsversorgung, Fortpflanz-ung...)
- Im Unterschied zu den Behavioristen ist McDougall überzeugt, dass es beim Menschen zahlreiche Instinkte gibt und dass diese eine zentrale Rolle für menschliches Erleben und Verhalten spielen

(vgl. Meyer, W.U. et al. 1997, S. 96ff.)

Das beobachtbare **Instinktverhalten** besteht nicht bloß in der Instinkthandlung, sondern eine Gesamtreaktion des Organismus.

- instrumentelle Verhaltensweisen (zielgerichtet)
- vegetative Reaktionen
- bestimmter „emotionaler“ Gesichtsausdruck (bei McDougall nicht notwendig für Klassifikation eines Instinktes)

Der Instinktprozess umfasst drei Aspekte oder Teilprozesse:

1. kognitiver Teilprozess: Erkennen eines Objekts (primitive Wahrnehmung ≠ Bewert-ung)
2. affektiver Teilprozess: Fühlen in Bezug auf dieses Objekt
3. konativer (motivationaler) Teilprozess: Streben hin oder weg vom Objekt.

Es wird ein instinktiver Prozess in Gang gesetzt durch angeborene oder natürliche Auslöser. Dieser wird (1) wahrgenommen (2) erzeugt emotionale Qualität (affektiv) (3) generiert Handlungsimpuls (konativ) → verursacht Instinkthandlung.

(vgl. Meyer, W.U. et al. 1997, S. 100f.)

Instinktmechanismus

Mechanismus im Organismus: Ermöglicht Ablauf des Instinktprozesses und determiniert diesen mehr oder weniger stark. → Instinkt/Instinktdisposition → System von sensorisch-motorischen Reflexbögen, welche 3 Komponenten Umfassen.[31]

Tabelle 3:

3 Komponenten des Instinktmechanismus

Afferentes Teilsystem	Zentrales Teilsystem	Efferentes Teilsystem
rezeptorischer Teil	emotionaler Teil	motorischer Teil
Neuronengruppen: empfangen/verarbeiten Impulse der Sinnesorgane	Basalganglien: Nervenimpulse beeinflussen viszerale Organe (Eingeweide)	Muskeln: Aktiviert durch Nervenimpulse
kognitiv	affektiv	konativ
Instinktauslöser	Instinktprozess	Instinkthandlung

Quelle: Meyer, W.U. et al. 1997, S. 101ff.

⇒ 3 Komponenten & 3 Teilprozesse (des Instinktprozesses) sind instinktspezifisch: für jeden Instinkt existieren spezifische Kognitionen von auslösenden Ereignissen, spezifische viszerale Veränderungen (=Gefühlsqualitäten) sowie spezifische Handlungsimpulse.

McDougall unterscheidet zwischen zwei Gruppen von Emotionen:

[31] Vgl. Meyer, W.U et al. 1997, S. 101ff.

- Primäre Emotionen = Basisemotionen: beruhen direkt auf emotionsspezifischen, ererbten Mechanismen.
- Sekundäre Emotionen = Nicht-Basistemotionen. Entstehen auf der Grundlage von Primäremotionen.

Primäre Emotionen sind identisch mit Instinktprozess und Instinktverhalten. Sind Bestandteile des Instinktprozesses (mentalistische Definition) oder sogar identisch mit diesem (Syndromdefinition). Bei der Aktivierung bestimmter Instinkte auftretende, deut-lich ausgeprägte Gefühlsqualitäten bzw. die mit solchen Gefühlsqualitäten verbundene Instinktprozesse. **Natur von Gefühlen:** McDougll selbst verwendet „Emotion" in enger mentalistischen Definition, d.h. im Sinne von emotionale Bewusstseins-/Gefühlsqualitäten, Tönung des Erlebens im zentralen Teilsystem. Da die primären Emotionen nicht weiter analysierbare Gefühlsqualitäten gekennzeichnet sind, bietet sich zu ihrer **Identifikation die psychologische Selbstbeobachtung** an: Erschließung durch: Introspektion, Vergleich Mensch/Tier, Studium der Emotionen von Geisteskranken ≈ DARWIN.
(vgl. Meyer, W.U. et al. 1997, S. 104ff.)

Biologische Funktion von Emotionen

1. Primäre Emotionen = identisch mit Instinktprozess + beobachtbares Verhalten (Syndrombedeutung) Welche Funktion haben Instinktprozesse?
Hauptfunktion: Lebewesen durch situationsangemessene Aktivierung bestimmter Handlungsimpulse zu Handlungen motivieren, die sich in der Evolution als geeignete „Lösung" erwiesen haben (z.B. Flucht in Gefahrensituation).
Instinkte = primäre Antriebe *aller* Handlungen, bringen Instinktprozess in Gang.
Beobachtbares Instinktverhalten = Emotionsausdruck mit sozial-kommunikativer und auch instinktauslösender (→ Mitgefühl) Funktion.
2. Primäre Emotionen = emotionale Erlebnis-/Bewusstseinsqualität (mentalistische Bedeutung)

- konativer Teil: analog Hauptfunktion
- affektiver Teil: Informationsfunktion zu Qualität der instinktiven Handlungsimpul-sen (Intensität)
- kognitiver Teil: Erkenntnisfunktion

(vgl. Meyer, W.U. et al. 1997, S. 108ff.)

Tabelle 4:

Die primären Emotionen und ihre angeborenen Auslöser

Instinkt	**Angeborene Auslöser**	**Emotion**	**Handlungsimpuls**	**Biologische Funktion**	
Fluchtinstinkt	Plötzliche laute Geräusche, plötzlicher Verlust von Halt, extreme Abweichungen vom Gewohnten	Furcht	Davonlaufen, sich verstecken	Verletzungen/Tod vermeiden	a)
Abstossungs-instinkt	Geruchs- /Geschmacksreize; Hautkontakt mit schleimigen und glitschigen Substanzen	Ekel	Zurückweisen von Substanzen aus dem Mund, zurückweichen des ganzen Körpers	Schädigung/Krankheit Tod vermeiden	a)
Neugierinstinkt	Mäßige Abweichungen vom Gewohnten	Staunen	Annähern, erkunden	Auslösen anderer Instinktprozesse	a)
Kampfinstinkt	Behinderung der Ausführung eines Handlungsimpulses	Ärger	Widerstand brechen, Hindernisse beseitigen	Andere Instinktziele erreichen	
Dominanzinstinkt	Individuen, denen man sich als überlegen betrachtet	Hochgefühl (elation)	Überlegenheit zeigen, Mitmenschen führen, sich behaupten, sich auszeichnen	Rangkämpfe vermeiden	
Unterordnungs-instinkt	Individuen, denen man sich als unterlegen betrachtet	Unterwürfigkeit	Unterwürfiges Verhalten zeigen, nachgeben, gehorchen	Rangkämpfe vermeiden	
Elterninstinkt	Schmerzen, Furcht und Leid von Kindern	Zärtlichkeit	Ernähren, behüten, beschützen	Überleben des Nachwuchses sichern	b)
Instinkt-disposition	*direkter Auslöser/Wahrnehmung ⇒ kognitiv*	*psychophysischer oder Instinktprozess*		*Instinktverhalten*	

a) Selbsterhaltung / b) Arterhaltung

→ Namen der Instinkte leiten sich von den Handlungsimpulsen ab, da Instinkte primär ein motivationales Konstrukt sind.
Quelle: McDougall, W. 1908/1960, zit. nach Meyer, W.U. et al. 1997, S. 113

Nach William McDougall unterteilen sich die sekundären Emotionen in komplexe und abgeleitete Emotionen.

Komplexe Emotionen

Mischung von primären Emotionen. Gleichzeitige Ablaufen von zwei oder mehr Instinktprozessen mit den Prozessen zugehörigen Emotionen (Gefühlsqualitäten).

- Bewunderung = Staunen und Unterwürfigkeit
- Dankbarkeit = Zärtlichkeit und Unterwürfigkeit
- Verachtung = Ekel und Ärger
- Abscheu = Furcht und Ärger
- Neid = Unterwürfigkeit und Ärger
- Ehrfurcht = Staunen, Unterwürfigkeit und Furcht
- Hass = Ärger, Furcht und Ekel

Das Objekt oder Ereignis muss gleichzeitig mehrere Primäremotionen hervorrufen. Also ein gleichzeitiges Auslösen durch das Objekt aufgrund von Lernprozessen (insbesondere Assoziation). → Erwerb einer komplexen objektspezifischen emotionalen Disposition = Gesinnung → 3 Hauptgruppen:

- Zuneigung zu Objekt (Liebe, Mögen, Verbundenheit) (*Zärtlichkeit*)
- Abneigung ggü. Objekt (Hass, Nichtmögen, Aversion) (*Ekel, Furcht*)
- Respekt (*Hochgefühl, Unterwürfigkeit*)

kursiv: Primäremotionen als Basis für erworbene Disposition
(vgl. Meyer, W.U. et al. 1997, S. 127ff.)

Abgeleitete Emotionen

Zusammenwirken von Primäremotionen (instinktiver Handlungsimpuls) und anderen mentalen Prozessen. McDougall bezeichnet sie als „Restgruppe“ von Emotionen: Freude, Hoffnungslosigkeit, Kummer, Zuversicht, Angst, Verzweiflung, Enttäuschung, Bedauern und

Reue. Affektive Reaktionen und setzen voraus, dass bereits andere instinktive Handlungstendenzen aktiviert sind (daher „abgeleitet").

Abgeleitete Emotionen:

- beruhen auf Instinkten (spezifisch angeborene = Basis)
- kognitive Fähigkeiten:
  →Zielvorstellung des Instinktimpulses (konativ). Handlungstendenz nimmt Form von Wunsch an.
  →Beurteilung der Wahrscheinlichkeit der Zielerreichung (kognitiv). Unspezifische Disposition.

Es ist das Resultat von konativen (erlebter Handlungsimpuls/Wunsch) und speziellen kognitiven Faktoren (Wahrscheinlichkeitseinschätzung der Wunscherfüllung). In Abhängigkeit der Beurteilung kann es zu unterschiedlichen abgeleiteten Emotionen kommen:

- Prospektive abgeleitete Emotionen (Wunschemotionen): Zuversicht, Hoffnung, Angst, Hoffnungslosigkeit, Verzweiflung
- Retrospektive Wunschemotionen: Enttäuschung, Bedauern, Reue, Kummer

Abgeleitete Emotionen bestehen aus Lust und Unlustgefühlen bzgl. Erfüllung/ Nichterfüllung (nicht wie primäre und komplexe E. im Erleben körperlichen Veränderungen). Lust und Unlust = Grundgefühle aber ≠ Basisemotionen. Funktion: Aktuell aktivierte instinktive Handlungsimpulse durch Hinzugabe von Lust oder Unlust zu „verstärken" oder „abzuschwächen".

(vgl. Meyer, W.U. et al. 1997, S. 132ff.)

5.3 Emotionstheorie von Robert Plutchik

Die Emotionstheorie von Robert Plutchik hat große Ähnlichkeit mit der Theorie von William McDougall.
„Die von dem amerikanischen Psychologen Robert Plutchik formulierte Emotionstheorie gehört sicherlich zu den bekanntesten neueren evolutionspsychologischen Emotionstheorien.“ *(Meyer, W.U. et al. 1997, S. 145)*

Robert Plutchik hat versucht seine Theorie auch systematisch in Form von Postulaten (grundlegenden Annahmen) zusammenzufassen:

1. Emotionen haben eine genetische Grundlage (durch natürliche Selektion entstanden).
2. Emotionen sind grundlegende Formen der Anpassung, die in der einen oder anderen Form auf allen Stufen der phylogenetischen Leiter identifiziert werden können.
3. Emotionen sind komplexe Ketten von Reaktionen mit stabilisierenden Rückmeldeschleifen, die eine gewisse Art von Homöostase des Verhaltens herstellen.
4. Es gibt acht grundlegende oder primäre Emotionen.
5. Die Ähnlichkeitsbeziehungen zwischen primären Emotionen können in einem dreidimensionalen strukturellen Modell dargestellt werden.
6. Alle anderen Emotionen sind Mischungen oder Kombinationen der primären Emotionen.

(vgl. Plutchik, R. 1993, zit. nach Meyer, W.U. et al. 1997, S. 146)

Robert Plutchik definiert den Terminus Emotion wie folgt:
„Eine Emotion ist eine erschlossene komplexe Abfolge von Reaktionen auf einen Reiz; sie umfasst kognitive Bewertungen, Veränderungen im subjektiven Erleben, Aktivierung des autonomen und zentralen Nervensystems, Handlungsimpulse sowie Verhalten, welches dazu bestimmt ist, auf denjenigen Reiz einzuwirken, der die komplexe Sequenz ausgelöst hat.“ *(Plutchik 1984, S. 217, zit. nach Meyer, W.U. et al. 1997, S. 146)*

Plutchik postuliert (in Anlehnung an Scott 1958) die Existenz von ererbten Dispositionen zu den folgenden acht fundamentalen adaptiven Verhaltensweisen:

Sich schützen. Verhalten, welches darauf abzielt, Gefahr und Schaden zu vermeiden. Es umfasst Flucht, Rückzug sowie alle anderen Verhaltensweisen, die geeignet sind, die Distanz zwischen der Gefahrenquelle und dem Organismus zu vergrößern.
Zerstören. Verhalten, welches darauf abzielt, Hindernisse zu zerstören oder zu beseitigen, die der Befriedigung wichtiger Bedürfnisse im Wege stehen.
Sich fortpflanzen. Aufsuchen und Aufrechterhalten von Kontakt zum Zweck der sexuellen Interaktion; Austausch oder Vermischung von genetischem Material.
Reintegrieren. Reaktion auf den Verlust von etwas Wichtigem, das man besessen hat oder dessen man sich erfreute.
Einverleiben, Akzeptieren. Nahrungsaufnahme sowie Akzeptieren von Stimuli, die dem Individuum zuträglich sind.
Zurückweisen. Ausschneiden bereits einverleibter, schädlicher Dinge.
Erkunden. Verhalten, welches darauf abzielt, sich ein Bild von der Umgebung zu machen.
Sich orientieren. Verhalten, welches beim Kontakt mit etwas Neuem oder Fremden auftritt.
Plutchik ordnet nun diesen 8 adaptiven Verhaltensweisen eine bestimmte primäre Emotion zu (in der eben genannten Reihenfolge) Furcht, Ärger, Freude, Traurigkeit, Akzeptieren/ Vertrauen, Ekel, Erwartung und Überraschung.
(vgl. Meyer, W.U. et al. 1997, S. 150f.)

Die 8 primären Emotionen lassen sich nach Plutchik, analog zu den Farbempfindungen, unter dem Gesichtspunkt der Ähnlichkeit und Gegensätzlichkeit ihrer Qualität in einem zweidimensionalen Kreismodell anordnen. Emotionen, die einander qualitativ ähnlich sind (z.B. Ärger und Ekel) liegen auf diesem Kreis nebeneinander, während einander entgegengesetze Emotionen (z.B. Freude und Traurigkeit) sich gegenüberliegen.[32]
Zu diesem zweidimensionalen Kreismodell *(vgl. Abb. 3)* der Emotionen fügt Plutchik als dritte Dimension die Intensität von Emotion hinzu (die er mit dem Grad der physiologischen Aktivierung des Organismus identifiziert). Es folgt das dreidimensionale strukturelle Modell der Emotionen, welches einer halbierten Orange ähnelt. Je intensiver eine Emotion ist, desto weiter oben ist sie auf der vertikalen Intensitätsdimension angeordnet. Die Verengung des Modells nach unten hin reflektiert die Annahme, dass sich die primären Emotionen mit abnehmender Intensität zunehmend weniger voneinander unterscheiden. Jedes Segment der

[32] Vgl. Meyer, W.U. et al. 1997, S. 151

halbierten Orange repräsentiert somit eine primäre Emotion mit ihren verschiedenen Intensitätsabstufungen (z.B. also geringe, mittlere und starke Furcht).[33]

Abbildung 3:

Primäre Emotionen und primäre Dyaden

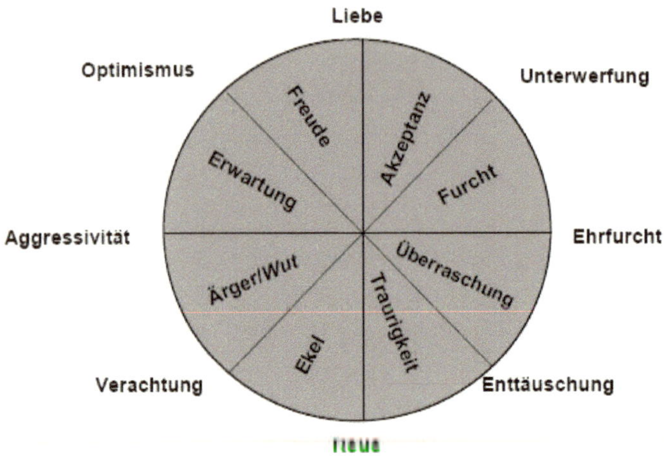

Quelle: Plutchik 1980, zit. nach Meyer, W.U. et al. 1997, S. 152

Sekundäre Emotionen

Die sekundären Emotionen ergeben sich nach Plutchik aus der Mischung oder Kombina-tion von gleichzeitig auftretenden Primäremotionen. Zwei oder mehrere Primäremotionen treten dann gleichzeitig auf, wenn die Bewertung eines Ereignisses oder Reizes in mehr als einer emotionsspezifischen Einschätzung resultiert (z.B. Gefahr und Freund). Dies kann zu einem Konflikt zwischen den betreffenden Primäremotionen führen. Solange der Konflikt nicht zu stark ist, sollen sich die gleichzeitig ausgelösten Primäremotionen vermischen, und aus ihrer Synthese entstehen die komplexen Emotionen. Aus der Mischung von zwei bzw. drei primären Emotionen ergeben sich so genannte Dyaden bzw. Triaden.[34] Mischen sich zwei unmittelbar benachbarte (d.h. sehr ähnliche) primäre Emotionen, entstehen so genannte primäre Dyaden. So soll sich beispielsweise die komplexe Emotion Liebe aus der Mischung

[33] Vgl. Meyer, W.U. et al. 1997, S. 152f.

[34] Vgl. Meyer, W.U. et al. 1997, S. 153f.

der unmittelbar benachbarten Primäremotionen Freude und Akzeptieren/ Vertrauen ergeben. Insgesamt gibt es 8 solcher primären Dyaden. Mischungen von zwei nicht unmittelbar benachbarten, sondern durch eine dazwischenliegende Emotion getrenn-ten Primäremotionen ergeben so genannte sekundäre Dyaden. Zum Beispiel soll aus der Mischung von Ärger und Freude die komplexe Emotion Stolz entstehen, während die Mischung von Freude und Furcht die komplexe Emotion Schuld ergeben soll. Tertiäre Dyaden sind Mischungen von zwei Primäremotionen, die durch zwei dazwischenliegende Emotionen voneinander getrennt sind, also Mischungen aus zwei relativ unähnlichen Emotionen. Beispiel: Scham aus der Synthese von Furcht und Ekel.[35]

[35] Vgl. Meyer, W.U. et al. 1997, S. 154

6 Schlusswort

Emotion ist ein hypothetisches Konstrukt. Eine Beschreibung kann nur an Phänomenen ansetzen, die de Beobachtung zugänglich sind. Jeder Versuch, Emotionen zu beschreiben, führt zwangsläufig zu der Frage, welche Emotionen es überhaupt gibt und wie man sie einteilen kann. In neuerer Zeit ist eine Tendenz zu erkennen, einen harten Kernbereich primärer oder grundlegender Emotionen zu suchen *(Izard 1992, Ortony & Turner 1990, Stein & Oatley 1992)*. Die „richtige“ Klassifikation der Emotionen ist noch immer ein Thema der Emotionsforschung. Auch die entwicklungspsychologische Forschung bemüht sich um eine Beschreibung von Emotionen.[36]

Tatsache ist: es existiert gegenwärtig keine allgemeingültige Definition von „Emotion“, welches auch in der Literatur oft beklagt wird und auf deren Problematik die Autoren hinweisen. Eine solche Definition ist jedoch nicht die Voraussetzung wissenschaftlicher Forschung, sondern deren Resultat. Um Emotionen sinnvoll untersuchen zu können, genügt es, eine Arbeitsdefinition von Emotionen festzulegen, die den Gegenstand der Emotionspsychologie begrenzt. Auch gibt es „DIE“ allgemein anerkannte Theorie der Emotionen bis Dato nicht und die Befundlage zu zahlreichen Fragen ist widersprüchlich. Man kann weder genau sagen, welche Forschungsgebiete alle dazu gehören, noch was deren Ursprung ist. Was jedoch feststeht ist, dass jeder Mensch Emotionen zeigt und das Leben entscheidend von Emotionen im Denken und Handeln beeinflusst wird. So gibt es wesentliche Emotionen die bei allen Menschen auf der ganzen Welt wahrgenommen werden (wie Lachen und Weinen).

Seit jeher haben sich Menschen mit der Thematik Emotion (umgangssprachlich Gefühl) auseinandergesetzt und so sagte Plinius der Jüngere[37] vor ca. 2000 Jahren:

„Handle wie du fühlst und fühle wie du handelst.“

[36] Vgl. Schmidt-Atzert, L. 1996, S. 27

[37] Gaius Plinius Caecilius Secundus (62-113) römischer Politiker und Schriftsteller.

Literaturverzeichnis

Antonovsky, A. (1997): Salutogenese. Zur Entmystifizierung der Gesundheit. Tübingen: Deutsche Gesellschaft für Verhaltenstherapie.

Battacchi, M. C., Suslow, T., Renna, M. (1997): Emotion und Sprache. Zur Definition der Emotion und ihren Beziehungen zu kognitiven Prozessen, dem Gedächtnis und der Sprache. Frankfurt a. M., Berlin, Bern, New York, Paris, Wien: Peter Lang, Europäischer Verlag der Wissenschaften.

Bundeszentrale für gesundheitliche Aufklärung (Hrsg.) (2001): Was erhält den Menschen gesund? Antonovskys Modell der Salutogenese – Diskussionsstand und Stellenwert. Band 6. Köln: BZgA.

Bundeszentrale für gesundheitliche Aufklärung (Hrsg.) (2003): Leitbegriffe der Gesundheitsförderung. Glossar zu Konzepten, Strategien und Methoden in der Gesundheitsförderung. Schwabenheim an der Selz: Fachverlag Peter Sabo.

Cameron, L.D., Leventhal, H. (2003): The Self-Regulation of Health and Illness Behaviour. Routledge: London.

Chodorow, N.J. (2001): Die Macht der Gefühle. Subjekt und Bedeutung in Psychoanalyse, Geschlecht und Kultur. Stuttgart, Berlin, Köln: Verlag W. Kohlhammer.

Dörner, D. (1994): Geist — Gehirn — künstliche Intelligenz. Zeitgenössische Modelle des Denkens. Ringvorlesung an der Freien Universität Berlin, Kapitel Über die Mechanisierbarkeit der Gefühle, S. 131–161. Krämer, Sybille, Berlin, New York: Walter de Gruyter.

Dörner, D., Selg, H. (Hrsg.) (1996): Psychologie. Eine Einführung in ihre Grundlagen und Anwendungsfelder. Stuttgart, Berlin, Köln: Verlag W. Kohlhammer.

DUDEN (2001): Das Fremdwörterbuch. 7., neu bearbeitete und erweiterte Auflage. Mannheim, Leipzig, Wien, Zürich: Dudenverlag.

Gergen, K. J. (1994): Realities and relationships: Soundings in social construction. New York: Springer-Verlag.

Grossarth-Maticek, R. (2000): Autonomietraining. Gesundheit und Problemlösung durch Anregung der Selbstregulation. Berlin: Walter de Gruyter.

Hurrelmann, K., Klotz, Th., Haisch, J. (Hrsg.) (2004): Lehrbuch Prävention und Gesundheitsförderung. Bern, Göttingen, Toronto, Seattle: Verlag Hans Huber.

James, W. (1884): What is an emotion? Mind, S. 188–205.

Kapfhammer, H.P. (1995): Entwicklung der Emotionalität. Stuttgart, Berlin, Köln: Verlag W. Kohlhammer.

Kleinginna, P.R., Kleinginna, A.M. (1981): A categorized list of emotion definitions, with suggestions for a consensual definition, "Motivation and Cognition", 5, 345-379.

Lambrou, P., Pratt, G. (2000): Emotionales Selbstmanagement. Akupressur für die Gefühle. München: Verlag Beust.

LeDoux, J. (2001): Das Netz der Gefühle. Hanser.

Longman (2003): Dictionary of Contemporary English. Pearson Education Limited. Edinburgh Gate, Harlow, Essex, England and associated Companies throughout the world: Langenscheidt.

Lopez, S.J., Snyder, C.R. (2003): Positive Psychological Assessment. A Handbook of Models and Measures. American Psychological Association: Washington D.C.

Mees, L. (1991): Die Struktur der Emotionen.

Göttingen, Toronto, Zürich: Verlag Hogrefe.

Meyer, W.U., Schützwohl, A., Reisenzein, R. (1997): Einführung in die Emotions-psychologie. Bd. 2. Bern, Göttingen, Toronto, Seattle: Verlag Hans Huber.

Microsoft Encarta Enzyklopädie Professional (2005): Stichwort „Emotion".

Naidoo, J., Wills, J. (2003): Lehrbuch der Gesundheitsförderung. First edition 1994; Edinburg, London, New York. 1. Auflage der deutschen Ausgabe: August 2003. Hrsg.: BZgA – Bundeszentrale für gesundheitliche Aufklärung. Köln.

OECD (2004): OECD health data 2004: a comparative analysis of 30 countries, fourth edition. Organisation for Economic Cooperation and Development, Paris.

Plutchik, R. (1980): Emotion: A psychoeolutionary synthesis. Harper u. Row, New York.

Pschyrembel (2002): Klinisches Wörterbuch. 259. Auflage. Berlin, New York: de Gruyter.

Raspotnig, M. A. (1996): Visuelle Vorstellungen (Imagery) und Gefühlsmanagement. Frankfurt a. M., Berlin, Bern, New York, Paris, Wien: Peter Lang, Europäischer Verlag der Wissenschaften.

Rost, W. (2001): Emotionen Elixiere des Lebens. 2. Aufl. Berlin, Heidelberg: Springer Verlag.

Schachter, S. und Singer, J. (1962): Cognitive, social, and physiological determinants of emotional state. Psychological Review, (69):379–399.

Schmidt-Atzert, L. (1996): Lehrbuch der Emotionspsychologie. Stuttgart, Berlin, Köln: Verlag W. Kohlhammer.

Schwartz, F.W., Badura, B., Busse, R., Leidl, R., Raspe, H., Siegrist, J., Walter, U. (Hrsg.) (2003): Das Public Health Buch. Gesundheit und Gesundheitswesen. 2. Auflage.

München, Jena: Verlag Urban & Fischer.

Schwenkmezger, P., Schmidt, L.R. (1994): Lehrbuch der Gesundheitspsychologie. Stuttgart: Ferdinand Enke Verlag.

Ulich, D. (1982): Das Gefühl. Eine Einführung in die Emotionspsychologie. München: Verlag Urban und Schwarzenberg.

Viehhauser, R. (2000): Förderung salutogener Ressourcen. Entwicklung und Evaluation eines gesundheitspsychologischen Trainingsprogramms. Regensburg: Roderer Verlag.

Watson, J. B. (1919): Psychology from the Standpoint of a Behaviorist. Philadelphia: J.B. Lippincott Co

Weiner, B. (1986): An Attributional Theoriy of Motivation and Emotion. Stuttgart, Berlin: Springer Verlag.

WHO- World Health Organization (1986): Ottawa Charta zur Gesundheitsförderung. Kopenhagen.

WHO- World Health Organisation (2005): The World Health Report 2005. Make every mother and child count. France.

WHO- World Health Organisation (2007): World Health Statistics 2007. France.

Wirth, T. (1998): Emotionale Asymmetrien. Theoretische und empirische Beiträge zu emotionalen Funktionen der rechten und linken Gehirnhälfte. Darmstadt: Wissenschaftliche Buchgesellschaft.

Internetverzeichnis

Bartsch, A., Hübner, S. (2004): Emotionale Kommunikation – ein integratives Modell. Dissertation. Martin-Luther-Universität Halle-Wittenburg, Fachbereich Sprach- und Literaturwissenschaften.
[Format: PDF, Zeit: 20.11.2007, Adresse: Url: http://sundoc.bibliothek.uni-halle.de/diss-online/04/07H050/prom.pdf].

Birlo, M., Nowakowski, D. (2006): Emotional and Social Agents. Multiagentensysteme.
[Format: PDF, Zeit: 27.11.2007, Adresse: Url: http://www.techfak.uni-bielefeld.de/ags/wbski/lehre/digiSA/SS06/Seminar_Multiagentensysteme/folien/emotional_and_social_agents.pdf].

Försterling, F. (2003): Einführung in die Emotionspsychologie. Sommersemester 2003. Institut für Psychologie Ludwig-Maximilians-Universität München.
[Format: Power Point Präsentation, Zeit: 27.11.2007, Adresse: Url: http://www.paed.uni muenchen.de/~allg2/personen/foersterling/materialien/ 7ESoSe02.ppt#256,1, Einführung in die Emotionspsychologie Sommersemester 2003].

Kirsch, A.: Vorlesung Emotionspsychologie. Universität des Saarlandes. Klinische Psychologie und Psychotherapie.
[Format: Power Point Präsentation, Zeit: 27.11.2007, Adresse: Url: http://www.uni-saarland.de/fak5/krause/040504.ppt#346,2].

Meixner, A.: Einführung in die Emotionspsychologie. Definitionen, Klassifikationen, Theorien. Technische Universität Dresden.
[Format: PDF, Zeit: 27.11.2007, Adresse: Url: http://rcswww.urz.tu-dresden.de/~cogsci/pdf/emotionen01.pdf].

Meyer, Schützwohl, Reisenzein (1997): Einführung in die Emotionspsychologie.
[Format: Microsoft Word, Zeit: 27.11.2007, Adresse: Url: http://student.unifr.ch/psychologie/index.php?option=com_docman&task=doc_view&gid=2].

Meyer, W.U. et al. (2001): Einführung in die Emotionspsychologie.
[Format: Microsoft Word, Zeit: 11.12.2007, Adresse: Url: http://www.psyworx.de/Allgemeine/MeyerKap1.doc]

Meyer, M. (2007): Methoden zum Emotionsausdruck bei Interfaceagenten. Proseminar. Fachbereich Informatik Universität Dortmund.
[Format: PDF, Zeit: 20.11.2007, Adresse: Url: http://ls12-www.cs.uni-dortmund.de/~fink/lectures/SS07/interface-agent/Emotionen.pdf].

Minge, M. (2005): Methoden zur Erhebung emotionaler Aspekte bei der Interaktion mit technischen Systemen. Diplomarbeit. Freie Universität Berlin, Fachbereich Erziehungswissenschaften, Diplomstudiengang Psychologie.
[Format: PDF, Zeit: 20.11.2007, Adresse: Url: http://www.zmms.tu-berlin.de/~sma/ressources/theses/Minge2005.pdf].

Pflege und Gesundheit: Leitbild.
[Format: PDF, Zeit: 20.11.2007, Adresse: Url: http://www.pflege-und-gesundheit.net/pdfs/Leitbild.pdf].

Schlaminger, M. (2006): Emotionserfassung durch subjektive Verfahren.
[Format: PDF, Zeit: 11.12.2007, Adresse: Url: http://fechner.uni-graz.at/team/weinreich/EID_Emotionserfassung_durch_subjektive_Verfahren.pdf]

Schmidt-Atzert (2004): Emotionspsychologie (Zusammenfassung). Version 1.0 (05/03/2004) Universität Köln, Fachbereich Psychologie.
[Format: PDF, Zeit: 20.11.2007, Adresse: Url: http://www.uni-koeln.de/phil-fak/fs-psych/serv_pro/skripte/allg2/schmidt_atzert.pdf].

Schneider, G.B. (2005): Agenten und unsere Emotionen. Ein Vergleich von Dörners PSI Theorie mit der Emotionstheorie von Ortony, Clore und Collins. Masterarbeit. Universität Osnabrück, Masterstudiengang Cognitive Science.
[Format: PDF, Zeit: 20.11.2007, Adresse: Url: http://www.ais.fraunhofer.de/ARC/Doc-Pool/2005/bernedo_05_masterarbeit.pdf].

Schützwohl, A. ( ): Die kognitive Emotionstheorie von Richard S. Lazarus. Universität Bielefeld.
[Format: PDF, Zeit: 27.11.2007, Adresse: Url: http://www.uni-bielefeld.de/psychologie/ae/AE02/LEHRE/Lazarus.pdf].

Spering, M. (2001): Emotionen und Kontrollüberzeugungen beim komplexen Problemlösen. Eine experimentelle Untersuchung anhand des computersimulierten Problemlöseszenarios FSYS 2.0. Diplomarbeit. Ruprecht-Karls-Universität Heidelberg. Psychologisches Institut.
[Format: PDF, Zeit: 20.11.2007, Adresse: Url: http://archiv.ub.uni-heidelberg.de/volltextserver/volltexte/2002/2099/pdf/DiplomarbeitSpering.pdf].

Trabert, J., Medved, M.: „KI in Spielen" Emotionen. Seminarvortrag.
[Format: PDF, Zeit: 20.11.2007, Adresse: Url: http://www.plm.eecs.uni-kassel.de/ki-in-spielen-dateien/Ki_in_Spielen_Emotionen_Folien.pdf].

Trimmel, M. (2002): Einführung in die Emotionspsychologie.
[Format: PDF, Zeit: 11.12.2007, Adresse: Url: http://homepage.univie.ac.at/michael.trimmel/motivation_ss2002/EinfuhrungindieEmotionspsychologie.pdf]

Völz, H. (2002): Gefühle und Emotionen.
[Format: PDF, Zeit: 20.11.2007, Adresse: Url: http://rosw.cs.tu-berlin.de/voelz/PDF/Emotion.pdf].

Abkürzungen

Abb.	=	Abbildung
allg.	=	allgemein
Anh.	=	Anhang
Aufl.	=	Auflage
Ausg.	=	Ausgabe
Bd.(e)	=	Band/Bände
bes.	=	besonders
BZgA	=	Bundeszentrale für gesundheitliche Aufklärung
bzw.	=	beziehungsweise
ca.	=	circa
d.h.	=	das heißt
ebd.	=	ebenda
Hg./Hrsg.	=	Herausgeber
Mio.	=	Million/en
Mrd.	=	Milliarde/n
S.	=	Seite
s.	=	siehe
Tab.	=	Tabelle
u.a.	=	und andere/unter anderem
usf.	=	und so fort
usw.	=	und so weiter
vgl.	=	vergleiche
WHO	=	World Health Organisaton, Unterorganisation der United Nations (UN)
z.B.	=	zum Beispiel
zit. nach	=	zitiert nach
z.T.	=	zum Teil